DES EFFETS IMMÉDIATS ET ÉLOIGNÉS

DES EAUX-BONNES

DANS LE

TRAITEMENT DE LA PHTHISIE PULMONAIRE

PAR

LE Dr L. LEUDET

Secrétaire général de la Société d'hydrologie médicale de Paris,
Membre de la Société de médecine de Paris, de la Société d'anthropologie, etc.,
Médecin aux Eaux-Bonnes

(2° édition.)

PARIS

LIBRAIRIE GERMER-BAILLIÈRE ET Cie, ÉDITEURS
108, BOULEVARD SAINT-GERMAIN, 108

1881

DES EFFETS IMMÉDIATS ET ÉLOIGNÉS

DES EAUX-BONNES

DANS LE

TRAITEMENT DE LA PHTHISIE PULMONAIRE

LE Dr L. LEUDET

Secrétaire général de la Société d'hydrologie médicale de Paris,
Membre de la Société de médecine de Paris, de la Société d'anthropologie, etc.
Médecin aux Eaux-Bonnes.

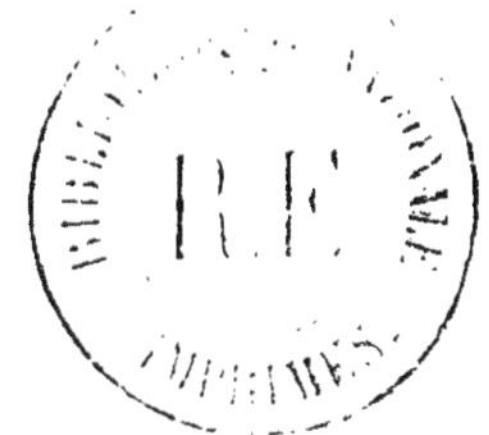

(2ᵉ édition.)

PARIS

LIBRAIRIE GERMER-BAILLIÈRE ET Cie, ÉDITEURS
108, BOULEVARD SAINT-GERMAIN, 108

1881

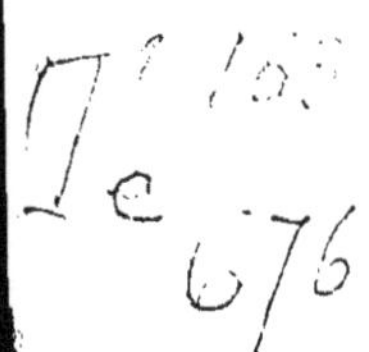

Extrait de la **GAZETTE DES HOPITAUX**

MAI 1868

DES EFFETS IMMÉDIATS ET ÉLOIGNÉS

DES EAUX-BONNES

DANS LE

TRAITEMENT DE LA PHTHISIE PULMONAIRE

Introduction et Historique.

L'étude de la phthisie pulmonaire est à l'ordre du jour: savants et médecins sont à l'œuvre pour éclairer et pour résoudre les problèmes qui s'y rattachent. Les travaux de Bayle et de Laënnec, ceux de nos plus illustres maîtres, MM. Andral, Bouillaud, Cruveilhier, Louis, sont repris, contrôlés, dépassés par des recherches nouvelles et des investigations plus patientes et plus fines. Le microscope fait pénétrer plus avant dans la texture même du tubercule, et nous fait assister à la naissance, à l'évolution et à la destruction du néoplasme. De son côté, l'expérimentation physiologique prétend résoudre seule la question si complexe de la pathogénie de la tuberculose. De là des idées nouvelles sur la nature et les causes de la phthisie; de là, dans tous les pays, des travaux nombreux et divers sur cette grave maladie.

L'École allemande dote la tuberculose d'une anatomie pathologique nouvelle, plus exacte, plus vraie, plus en rapport avec la marche et les terminaisons de la maladie.

L'Ecole anglaise s'occupe surtout du phthisique, des conditions propres à arrêter son mal, et néglige l'histologie pour se livrer tout entière à l'étude clinique. En face de ses deux rivales, l'École française, croyant la question à jamais fixée par Laënnec, reste quelque temps immobile ; mais, se voyant débordée, elle reprend aujourd'hui tous ces problèmes qui lui viennent du dehors, les contrôle, fait marcher de front l'étude de la nature même de la phthisie, celle de ses causes, de sa marche, de ses terminaisons, de son traitement, et, par les travaux qu'elle suscite partout, à l'Académie, au Val-de-Grâce, dans la presse, regagne le terrain perdu.

Il ne m'appartient pas de toucher à ces grands problèmes. Exexçant la médecine aux Eaux-Bonnes depuis l'année 1860, j'ai soigné beaucoup de phthisiques : je veux simplement dire ce que j'ai vu, ce que j'ai constaté chez les malades soumis à mon observation.

En arrivant pour la première fois aux Eaux-Bonnes, imbu des idées de l'École de Paris sur la phthisie pulmonaire et son incurabilité à peu près absolue, ayant encore devant les yeux cette longue et triste série des phthisiques des hôpitaux, je me demandais si j'allais véritablement avoir à manier un médicament susceptible, non pas de guérir, mais seulement d'enrayer une maladie aussi redoutable que la phthisie tuberculeuse des poumons. La longue et glorieuse réputation des Eaux-Bonnes, les observations de Bordeu, les travaux d'Andrieu, le célèbre inspectorat de Darralde, ne suffisaient pas pour m'enlever mes doutes sur la réalité des succès des Eaux-Bonnes dans le phthisie pulmonaire. Je dois dire aussi que ce que j'avais lu sur la phthisie spécialement, et son traitement par les Eaux-Bonnes, augmentait encore mes perplexités. Les observations de

Bordeu, se rattachant très probablement à des phthisies tuberculeuses, manquent néanmoins de cette certitude scientifique que la génération médicale actuelle réclame, et que peuvent seules donner la percussion et l'auscultation. Les deux monographies d'Andrieu sur les Eaux-Bonnes, empreintes d'une philosophie médicale séduisante, écrites avec élégance, ne comblent pas la lacune pour ce qui a trait à la phthisie pulmonaire. Ce médecin distingué s'arrête avec complaisance sur les effets physiologiques généraux de la médication thermale, effets qu'il observe sur l'homme sain et sur les animaux, et dont il tire, au point de vue thérapeutique, des conséquences souvent vraies, toujours ingénieuses, quelquefois subtiles. Il applique aux maladies des voies respiratoires les connaissances acquises par l'expérimentation de l'eau minérale sur l'homme sain, et les données thérapeutiques découlent tout naturellement de cette étude. La théorie domine ici l'observation du malade. Il y a trop de rectitude dans les phénomènes obtenus ; la maladie ne se prête pas à tant de régularité. Quant à Darralde, il n'a laissé de sa vaste et brillante pratique thermale que quelques pages dictées à M. le Dr Constantin James et figurant dans le *Traité des eaux minérales* de cet auteur. Ce résumé de la pratique de Darralde, trop concis, sans exposé doctrinal, sans base physiologique ou nosologique, sans observations à l'appui, peut séduire, mais ne saurait convaincre.

Je résolus donc d'observer attentivement mes malades, et d'attendre quelques années avant de porter un jugement sur les faits soumis à mon observation. Aujourd'hui, ma conviction est faite sur plusieurs points, je doute encore sur d'autres : mes convictions et mes doutes, voilà tout mon travail.

Loin de moi la pensée de vouloir être complet. Le sujet est vaste et difficile, et mon expérience n'est pas assez mûrie par le temps et le savoir. Mon seul but est d'exposer certains faits qui m'ont frappé, et de tirer de ces faits les conséquences que je crois justes.

Effets immédiats ou physiologiques.

Les phénomènes présentés par le phthisique qui prend ou a pris les Eaux-Bonnes, sont de deux ordres : les uns sont immédiats ou *physiologiques*, les autres médiats, éloignés ou *thérapeutiques*. Ces deux ordres de phénomènes sont de même nature, c'est-à-dire que, déterminés par le même médicament, ressentis par le même individu, ils concluent au même résultat. La meilleure preuve de cette identité de nature est fournie par ce fait qui n'est pas rare, à savoir l'absence totale d'effets physiologiques chez un malade, qui n'en éprouvera pas moins les effets thérapeutiques. Les premiers, ou effets physiologiques, ne sont donc pas nécessaires pour que les effets thérapeutiques se produisent.

Les effets physiologiques ou immédiats, quand ils sont perçus par le malade, sont déjà par eux-mêmes curatifs. Je ne parle pas ici des phénomènes de la saturation thermale, qui sont tout autre chose. Je parle de ces effets d'excitation générale et locale, que cause, assez souvent, l'Eau-Bonnes ingérée, et qui sont déjà la preuve d'une action salutaire ressentie par l'organisme entier et par l'organe plus particulièrement malade. Eh bien ! ces effets d'excitation immédiate ne peuvent, je le répète, être séparés des effets thérapeutiques proprement dits ; ils en sont la première manifestation.

Ce n'est que pour la commodité de la description que

l'on sépare ces deux ordres de phénomènes. La suite de mon travail développera cette idée, et montrera combien se confondent les effets immédiats et les effets éloignés de toute médication, et de la médication sulfureuse en particulier.

Les effets *physiologiques* des Eaux-Bonnes, observés pendant la cure thermale elle-même, se traduisent par des modifications fonctionnelles imprimées à la partie malade et à l'organisme entier. Toute l'économie est, en effet, plus ou moins troublée par les Eaux-Bonnes. Je m'appesantirai davantage sur les phénomènes qui se passent du côté du poumon, c'est-à-dire sur les modifications imprimées à la toux, à l'expectoration, à la dyspnée, et surtout aux signes fournis par l'auscultation et la percussion.

Toux. — En général, la toux augmente de force et de fréquence dans les premiers jours de la cure. Le malade se plaint, en même temps, d'un peu plus de chaleur et d'ardeur dans la poitrine. Si la toux était sèche, elle devient plus grasse. Vers le douzième ou quinzième jour, la toux perd de son intensité et de sa fréquence; quelquefois, elle disparaît complétement.

Expectoration. — L'expectoration suit à peu près les mêmes phases que la toux. Elle n'est cependant pas, d'ordinaire, aussi vite accrue. Ce n'est que vers le huitième jour que les crachats deviennent plus abondants, moins visqueux, moins adhérents, plus aérés et plus muqueux. C'est un fait à peu près général : les malades, au bout de quelques jours de traitement, se félicitent d'expectorer avec une facilité plus grande. Vers le quinzième jour, comme pour la toux, l'expectoration diminue beaucoup, sans jamais disparaître complètement.

Dyspnée. — La dyspnée si habituelle du phthisique est, en général, exagérée dès le début du traitement, surtout lorsque chez lui existe de l'asthme, affection si fréquente parmi les clients des Eaux-Bonnes. Les malades se plaignent d'être essoufflés, de ne plus pouvoir monter à la buvette avec la même facilité.

Cet essoufflement est quelquefois tel, dès les premiers jours de la cure, que nous sommes forcés de suspendre la boisson. Le repos seul pendant un ou deux jours, ou le repos aidé d'un vomitif, et le malade reprend l'Eau-Bonnes sans avoir à craindre de nouveau cette exacerbation de sa dyspnée.

Signes stéthoscopiques. — Les signes révélés par la percussion et l'auscultation subissent, pendant la cure thermale et souvent très vite, des modifications très intéressantes qui m'arrêteront plus longtemps.

Certains malades arrivent à Bonnes avec les symptômes d'une maladie pulmonaire douteuse, mal dessinée, incomplète dans ses manifestations. Ils toussent et s'enrhument tous les hivers ; ils sont faibles et maigrissent ; leur appétit est capricieux, leur humeur est changée. Ils ont ou n'ont pas de phthisiques dans leurs ascendants. On les ausculte avec soin, et voici ce que l'on constate : une diminution du son aux *deux* sommets de la cage thoracique (ce n'est pas une véritable matité), et une respiration faible, presque nulle, également faible et nulle *des deux côtés* de la poitrine. Impossible de surprendre un changement de rhythme dans ce murmure vésiculaire qu'on entend à peine, à plus forte raison de constater un râle ou une bulle : rien autre chose que cette faiblesse extrême de la respiration et cette sonorité amoindrie des régions sous-claviculaires et sus-scapulaires *des deux côtés* du thorax.

Ces malades-là sont-ils phthisiques? L'Eau-Bonnes va nous aider à répondre.

Ces malades boivent les Eaux-Bonnes depuis une huitaine de jours seulement; je les percute et les ausculte pour la deuxième ou troisième fois, et tout a déjà disparu. Le murmure vésiculaire a pris de la force, est normal des deux côtés; la sonorité est bonne.

Comment expliquer ce résultat si prompt, sur la réalité duquel je ne puis me tromper, car je l'ai constaté bien souvent? Par ce seul fait que l'Eau-Bonnes étant, par excellence, le médicament tonique du poumon, a rendu aux alvéoles pulmonaires des lobes supérieurs leur énergie et leur contractilité propres.

Pour moi, en effet, les malades auxquels je fais allusion ne sont pas tuberculeux, et les doutes que je pouvais avoir n'existent plus à mon deuxième examen; car si les signes qui pouvaient faire admettre la présence des tubercules ont disparu par l'effet de l'Eau-Bonnes, celle-ci ne leur a pas substitué d'autres bruits morbides caractéristiques de la phymatose pulmonaire. Nous verrons tout à l'heure des cas dans lesquels l'Eau-Bonnes révèle véritablement le tubercule, point sur lequel a insisté avec soin mon confrère, le Dr Edouard Cazenave. Mais ici, rien de semblable : aucun signe nouveau n'a pris la place des signes disparus. La respiration faible, presque nulle, et le son amoindri des *deux* sommets n'existent plus, et pendant toute la durée de la cure, il n'est pas possible de saisir chez ces malades le moindre signe de tuberculisation commençante. Ces malades engraissent, ne toussent plus, reprennent vite et complètement leurs forces, et perdent leur déplorable facilité à contracter des rhumes.

S'ils ne sont pas tuberculeux, que sont-ils donc? Pour moi, ce sont des bronchitiques et des catarrheux, qui côtoient la phthisie durant toute leur vie sans jamais y tomber. Sous l'influence de bronchites répétées, et par le fait de leur faiblesse générale et aussi de la faiblesse native de leurs organes respiratoires, ils ont, aux deux sommets de leur poumon, une sorte de tassement des vésicules, d'affaissement des alvéoles, qui fournit les signes stéthoscopiques notés avant la cure. L'Eau-Bonnes, par son action élective sur l'organe pulmonaire et par sa propriété spéciale excitante et tonique, fait cesser cet affaissement vésiculaire, cette espèce d'*état fœtal* du poumon, et redresse ainsi le diagnostic faux et le pronostic fâcheux qui auraient pu être portés.

Il est d'autres malades, en plus grand nombre que les précédents, qui viennent nous consulter avec des symptômes manifestes, mais encore peu accusés, de phthisie pulmonaire. Ils ont des antécédents héréditaires ou personnels, qui, depuis longtemps, font redouter au médecin qui les soigne une explosion tuberculeuse. Ils ont offert, il y a un ou deux ans, et offrent encore quelques phénomènes morbides plus ou moins graves du côté des fonctions de la respiration, des hémoptysies répétées, par exemple. A la percussion et à l'auscultation, ils ne fournissent pourtant que des signes peu marqués : de l'obscurité relative du son à *un* sommet, de la douleur sous le doigt qui percute, une respiration faible, inégale, saccadée dans le même point, une expiration prolongée; mais aucun bruit morbide mêlé à cette respiration altérée dans sa force et dans son rhythme, pas un râle; avec cela, une santé et des forces à peu près intactes.

Ces malades-là sont phthisiques, et on a bien fait de les diriger vers nos eaux. Il se passe d'ailleurs chez eux, dès le début du traitement, des changements remarquables du côté de leur poumon si justement soupçonné, changements qui affirmeront la réalité du diagnostic porté.

C'est ainsi qu'il m'arrive souvent, lorsque j'ausculte de nouveau ces malades après le premier septenaire de leur cure, de ne plus retrouver cette matité relative et cette faiblesse respiratoire d'un sommet, que j'avais notées à mon premier examen. La paroi thoracique résonne alors aussi bien du côté malade que du côté sain, et le murmure vésiculaire s'est égalisé aux deux sommets.

Que s'est-il passé là? Comment expliquer la disparition des signes physiques, qui ne font que traduire la lésion même du poumon? Cette lésion a-t-elle aussi disparu? Non, la lésion pulmonaire n'a pas disparu, et elle se traduira bientôt à mes sens par d'autres phénomènes stéthoscopiques, que l'Eau-Bonnes n'aura pas été étrangère à dévoiler. Mais ce que l'Eau-Bonnes a fait, c'est de donner plus de vitalité, plus de force, plus d'énergie à ce poumon malade. En rendant plus active la circulation vasculaire sanguine du poumon, en excitant et stimulant les vaisseaux pulmonaires, en irritant à sa manière ce poumon déjà irrité, elle a rendu l'afflux sanguin moins considérable, elle a donné aux vaisseaux pulmonaires et bronchiques une activité suffisante pour s'opposer au cours trop abondant du sang, et elle a détruit l'infarctus sanguin, qui allait se faire, ou était déjà fait, dans un point de la trame pulmonaire. — Le poumon n'étant plus congestionné et irrité, les signes qui dénotent l'existence de l'irritation et de la congestion ne doivent plus exister.

Congestions du sommet des poumons. — Ici se place une question très grave et très importante, que je ne veux pas traiter à fond, mais dont je dirai quelques mots.

Puisque cette congestion d'un sommet du poumon a disparu si complètement et si vite, ne pourrait-on pas dire que cette congestion est *primitive*, et qu'elle n'est nullement symptomatique des tubercules, cette lésion si stable et si peu éphémère? Cette opinion a été en effet soutenue dans un mémoire intéressant de M. le Dr René Briau. J'avoue ne pas partager l'opinion de mon confrère. MM. Hérard et Cornil, dans leur livre sur la phthisie pulmonaire, ont fait valoir contre cette opinion des arguments qu'il est inutile de rapporter ici. Les faits bien établis de tuberculisation pulmonaire rendent parfaitement compte des symptômes et de la marche des cas publiés et analysés par M. le Dr Briau, et il n'est pas besoin de créer une nouvelle entité morbide pour les expliquer. Pour moi, ces faits de congestion, d'irritation, d'inflammation pulmonaires, localisées dans les lobes supérieurs du poumon, avec conservation chez l'individu malade d'un état de santé satisfaisant et de forces à peu près intactes, rentrent tous dans le cadre de la tuberculose. S'ils ne ressemblent pas aux cas ordinaires de la phymatose pulmonaire, il faut en chercher la raison, non pas dans ce fait que l'Eau-Bonnes les guérit vite, mais dans cette loi pathologique, féconde entre toutes, pour la phthisie pulmonaire, que des associations morbides étrangères à la diathèse tuberculeuse impriment à celle-ci une marche spéciale et des terminaisons diverses. Ainsi cette congestion, que le traitement thermal a si vite dissipée, est pour moi *tuberculeuse* au même titre que le sera elle-même cette inflammation, qui tout à l'heure pourra frapper ce même poumon malade. Cette congestion, en effet, n'est souvent que le premier symptôme du travail diathésique qui envahit le poumon ; elle est donc de même nature que ce travail. Irritation vasculaire qui fait la congestion, et irritation plasmatique qui fait le tubercule, sont deux processus pathologiques inséparables l'un de l'autre ; ils naissent, vivent et meurent ensemble. C'est encore une grande loi de physiologie pathologique, qu'a développée mon maître, M. Pidoux, dans ses *Fragments sur la pneumonie chronique*, avec une puissance et une profondeur de vues qui défient la critique.

Et puis, comme je le disais tout à l'heure, l'Eau-Bonnes a bien fait disparaître les signes physiques que je constatais au début de la cure ; mais en rendant la place *nette*, pour ainsi dire, elle me permet bientôt de découvrir d'autres bruits qui m'échappaient, bruits plus caractéristiques, qui sont activés ou engendrés par elle. Le poumon fortifié, rendu plus vivant, me laisse entendre une respiration forte, presque bronchique, une respiration soufflante et prolongée, un craquement, quelquefois un éclat, une déchirure de bulle ; bruits bien limités, il est vrai, mais qui donnent au diagnostic une valeur et une portée qu'il ne possédait pas. — C'est dans ces cas que l'Eau-Bonnes est véritablement *révélatrice* du tubercule, comme l'a très bien dit M. le Dr Cazenave. Elle révèle le néoplasme, non seulement comme le pense mon confrère, en faisant disparaître la congestion péri-tuberculeuse, et laissant le tubercule *seul*, qui se traduirait alors à l'oreille par ses bruits propres, ce qu'il est incapable de faire. Mais elle le révèle bien mieux et plus sûrement par les bruits nouveaux qu'elle substitue aux anciens, nouveaux bruits qui résultent du travail qu'elle produit dans les vésicules pulmonaires et les radicules bronchiques, enveloppant et contenant le tubercule. L'action pathogénétique des Eaux-Bonnes se traduit ici par l'activité salutaire qu'elles donnent aux vaisseaux et par l'inflammation *saine* qu'elles substituent à cette inflammation *malsaine* et *spéciale*, qui est la tuberculose elle-même dans sa manifestation pulmonaire.

Je me suis étendu sur ces points de physiologie pathologique, parce qu'ils font déjà comprendre la façon d'a-
gir de l'Eau-Bonnes, et que déjà ils dénotent son action
élective sur le poumon, action *excitante* et *substitutive*
qu'il me paraît difficile de nier.

Je n'oublie pas cependant que j'examine en ce moment
les modifications apportées par le traitement thermal aux
signes stéthoscopiques de la phthisie pulmonaire. Jusqu'ici
ces signes étaient peu accusés ; c'étaient ceux du premier
degré, selon l'École. Je passe à d'autres malades qui présentent à l'auscultation des symptômes plus marqués, ceux
du deuxième et du troisième degré.

Il existe des râles muqueux plus ou moins gros, quelquefois un véritable gargouillement, au sommet du poumon, ou même dans les lobes supérieurs des deux poumons. Quels phénomènes va déterminer l'agent sulfureux
dans cet organe si profondément lésé? Des phénomènes
d'excitation et de substitution, comme ceux dont j'ai parlé
plus haut, phénomènes qui se traduiront également par
des modifications dans les bruits perçus avec le stéthoscope.

En général, pendant la cure thermale, tous ces râles
humides augmentent de force et se généralisent. Mais si
ces râles deviennent plus nombreux et plus gros, il arrive
assez souvent qu'ils perdent ce timbre dur, *déchiré*,
propre aux bruits caverneux, et qu'ils deviennent moins
éclatants, plus moelleux, plus muqueux, plus bronchiques, en un mot. Plus tard, à la fin de la cure, ou mieux
quelques mois après cette cure, on voit se produire les
modifications suivantes : là où l'oreille la plus attentive
n'entendait que des bruits bullaires, masquant entière-
ment la respiration ; là où le gargouillement ne permet-
tait pas de percevoir le moindre bruit respiratoire, vési-

culaire ou bronchique, il survient comme un apaisement
de ces râles humides, et à la place de ceux-ci l'oreille
distingue une respiration plus ou moins sèche, bronchique
et soufflante, comme si l'Eau-Bonnes, ayant mûri ce catarrhe de nature tuberculeuse, avait séché ces cavernes,
arrêté le travail néoplasique, et débarrassé le poumon
d'une phlegmasie funeste.

Nous verrons tout à l'heure les effets consécutifs de la
cure thermale sur ces formes anatomiques de la phthisie
pulmonaire, et les changements éloignés dans les signes
stéthoscopiques qui en résultent. Mais avant de terminer
ce qui a trait aux modifications immédiates imprimées
par l'Eau-Bonnes aux différents symptômes fournis par
le poumon lui-même, disons un mot de l'hémoptysie.

Hémoptysie. — Les Eaux-Bonnes provoquent des hémoptysies; le fait ne peut être nié. Mais si en invoquant
cette propriété de l'Eau-Bonnes de faire cracher le sang,
on s'en fait une arme contre l'efficacité de nos Eaux dans
la phthisie pulmonaire, on méconnaît la réalité et la
puissance de leur action. Cette action, comme je l'ai déjà
fait voir à l'occasion de ces congestions inflammatoires du
sommet des poumons, est excitante et substitutive, c'est-
à-dire qu'elle détruit la fluxion sanguine en exagérant la
contractilité et la vitalité des vaisseaux, et qu'elle substitue
plus tard à cette fluxion sanguine de mauvaise nature,
tuberculeuse ou autre, une fluxion plus saine qui rétablit
la nutrition pulmonaire dans sa fonction physiologique.
Or, si je ne crains pas d'irriter avec l'Eau-Bonnes cette
inflammation spéciale, cette pneumonie tuberculisante; si
je cherche au contraire à la détruire avec cette médication
active, pourquoi craindrais-je de manier le même médicament pour l'opposer à l'hémoptysie, qui n'est elle-
même, après tout, qu'une fluxion sanguine sur le poumon,

comme le dit très bien M. Pidoux? Seulement, cette fluxion sanguine, au lieu de conclure à un processus inflammatoire, s'organisant dans la trame pulmonaire, conclut à une évacuation sanguine, qui, par elle-même, est certainement moins dangereuse qu'une pneumonie.

Une hémoptysie serait-elle, en effet, plus à redouter chez le phthisique qu'une pneumonie? Je ne le pense pas.

Je ne m'effraie pas d'une bronchite aiguë, d'une broncho-pneumonie, que pourra contracter mon malade sous l'influence du traitement thermal, pendant qu'il prend les eaux, ou deux ou trois mois après qu'il les aura prises. Pourquoi donc m'effrayer d'une hémoptysie que le même médicament a provoquée dans la même maladie?

La phymatose pulmonaire marcherait-elle plus vite, serait-elle aggravée après ce crachement de sang déterminé par l'eau minérale? Non, certes. Je l'ai vu s'arrêter, au contraire, après ce phénomène que l'on pourrait appeler *critique*; car loin d'activer la maladie, l'hémorragie est le signal d'un arrêt, d'un retour vers une santé meilleure, d'une réparation graduelle dans la lésion du poumon.

Qu'il me soit permis, car le sujet en vaut la peine, de citer le fait suivant à l'appui de ma thèse :

OBS. I — Un de mes malades, jeune avocat distingué, issu de parents goutteux et atteint de phthisie pulmonaire, portait au sommet gauche des cavernules bien et dûment constatées par le médecin ordinaire, mon cher et excellent ami le docteur Adolphe Richard, par M. Pidoux, qui fut appelé en consultation, et par moi.

Ce malade vint pour la première fois à Bonnes, en 1861 ; quelques mois auparavant, il avait eu une hémoptysie assez notable, qui avait marqué le début des accidents thoraciques. Il prit les Eaux-Bonnes pendant cinq semaines sans éprouver de phénomènes dignes d'être notés, et passa l'hiver chez lui, en Normandie, se reposant et alternant l'usage de l'Eau-Bonnes transportée avec l'usage de l'huile de foie de morue.

En 1862, retour aux Eaux-Bonnes; dix jours après le commencement de cette seconde cure, alors que l'Eau était bue à la dose d'un verre et demi depuis deux jours, hémoptysie effroyable, sang pur et rutilant vomi par la bouche et par le nez, remplissant une demi-cuvette. Quatre jours après, le 4 juillet, reprise de l'hémoptysie, et le 6, troisième hémorrhagie également très abondante, mais plus courte et s'arrêtant plus tôt d'elle-même. Du 1er au 6 juillet, pendant tout le temps que dura ce molimen hémorrhagique vers le poumon, il n'y eut pas l'ombre de fièvre, et les forces restèrent intactes.

Trois jours après, c'est-à-dire le 9 juillet, le malade quittait les Eaux-Bonnes sans présenter dans ses crachats la moindre teinte sanguinolente. L'hémoptysie s'était arrêtée aussi brusquement qu'elle avait débuté.

Aucun accident à noter dans l'hiver 1862-1863; la toux persiste, elle est plus grasse, l'expectoration est abondante, comme purulente; l'appétit est exellent, les forces sont bonnes.

Au mois de juin 1863, deux légères hémoptysies; le 25 de ce même mois, retour aux Eaux-Bonnes pour la troisième fois; saison d'un mois bien supportée, sans phénomènes d'excitation d'aucune sorte. Hiver 1863-1864 meilleur que les précédents, toux et expectoration beaucoup moindres; embonpoint notable.

En 1864, quatrième saison thermale également bien supportée, et hiver 1864-1865 excellent : plus de toux, plus d'expectoration, santé parfaite.

En 1865, cinquième et dernière saison aux Eaux-Bonnes

Leudet.

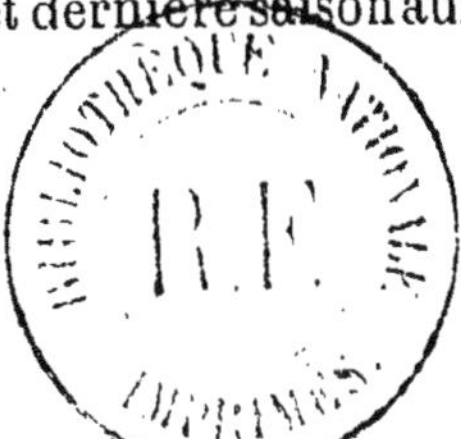

n'offrant, comme les précédentes, rien de particulier à noter.

La lésion locale a été aussi heureusement influencée par le traitement que l'état général. Les râles humides, cavernuleux, ont progressivement diminué jusqu'à ce qu'ils aient totalement disparu. Aujourd'hui, la matité n'existe plus ; l'oreille, appliquée sur le sommet gauche de la poitrine, n'entend plus qu'une respiration sèche, une inspiration faible et saccadée et une expiration bronchique et soufflante, là où des bruits bullaires et de gros râles sous-crépitants masquaient les deux temps de la respiration.

Des bruits inertes ont remplacé les bruits actifs et vivants, et persistent au sommet de ce poumon gauche, comme les signes ineffaçables d'une ancienne et grave lésion, aujourd'hui réparée et guérie.

Je n'ai voulu donner, de cette observation, que ce qui a trait au phénomène que j'étudie en ce moment, c'est-à-dire à l'hémoptysie. D'autres circonstances favorisaient, chez mon malade, l'arrêt de son affection tuberculeuse, et j'en parlerai bientôt. Mais ici, je ne dois faire ressortir que ce seul fait : la vive excitation causée sur le poumon par l'Eau-Bonnes et l'hémorrhagie qui en résulte. Je crois que c'est là une action pathogénétique de l'Eau-Bonnes, dont la production n'est pas nécessaire, sans doute, pour amener la guérison, mais qui peut être, dans certains cas, favorable au malade.

Ce qui ne peut être nié, c'est que, dans le cas actuel, l'amélioration date de l'hémoptysie, et que cette amélioration n'a pas cessé, depuis lors, d'aller grandissant.

J'ai exposé l'état actuel de mon malade ; je l'ai revu, il y a un mois, dans mon cabinet : il vit de la vie de tout le monde ; il a repris ses études, ses occupations ; il ne tousse pas, il a toutes ses forces, il ne se plaint de rien. Pour moi, c'est une guérison véritable. Depuis trois ans, mon client ne revient plus aux Eaux-Bonnes et ne fait aucune espèce de traitement; la guérison ne s'est pas démentie.

Si l'hémoptysie causée par l'Eau-Bonnes est un phénomène d'excitation substitutive qui amène quelquefois une crise salutaire pour le poumon, comme je le pense et comme je viens de le dire, s'ensuit-il qu'il faille chercher à produire cette hémorrhagie, à provoquer cette crise? Evidemment, non.

Entre le malade assez fort, assez résistant pour ne pas se laisser envahir tout entier par la diathèse tuberculeuse, capable de s'imprégner favorablement des actions médicamenteuses, et, aidé par elles, de réagir victorieusement contre le processus pathologique, et le malade faible, débile, peu résistant, entraîné presque fatalement vers la cachexie ultime, malgré les médications employées, ne sachant pas faire tourner à son profit ces mêmes actions médicamenteuses, et même précipité plutôt que sauvé par elles, le point de départ est difficile à établir.

Les considérations tirées des antécédents, du tempérament, de la constitution, des affections concomitantes, peuvent indiquer, jusqu'à un certain point, de quel côté penche le malade, si les éléments restée sains de l'organisme l'emporteront sur les éléments malsains, et si la réaction de toute l'économie sera favorable ou défavorable. Mais une certitude, à cet égard, ne peut jamais être acquise. La prudence dans l'administration du remède doit donc être la règle, surtout lorsqu'on manie une médication aussi puissante que celle des Eaux-Bonnes. Il faut tâter son malade, l'exciter modérément, se contenter de modifications lentes et graduées, et chercher la guérison dans le silence de l'organisme. Qu'on sache seulement que des excitations très vives ne sont pas toujours à redouter et qu'elles dénotent quelquefois une crise heureuse et salutaire.

D'ailleurs, je me hâte de le dire, cette hémoptysie thermale est rarement aussi vive, aussi active, aussi abondante que celle dont je viens de donner un exemple. Les congestions pulmonaires sanguines que cause l'Eau-Bonnes ne se traduisent généralement que par des crachats rosés, quelquefois des crachats hémoptoïques. Ces crachats apparaissent vers le huitième ou dixième jour de la cure, durent deux ou trois jours, puis disparaissent complètement, sans même nécessiter la suspension du traitement. En même temps disparaissent progressivement et la toux, et l'expectoration, et la dyspnée.

Tels sont les principaux phénomènes qui se passent du côté des organes respiratoires pendant la cure thermale. Ils ne sont pas constants, comme je l'ai déjà dit, nullement nécessaires pour amener un résultat favorable, et s'ils ne se montrent pas pendant le temps même de la cure, peuvent éclater plus tard sous forme de *crise*, comme nous le verrons bientôt.

Des phénomènes non moins importants, mais plus cachés, moins *extérieurs*, pour ainsi dire, se passent également du côté des grands appareils de l'économie, les appareils nerveux, digestif et circulatoire. Ce sont toujours des phénomènes d'excitation passagère, qui se traduisent plus tard par une énergie plus grande et une activité nouvelle des grandes fonctions organiques de l'économie.

Mais ces modifications fonctionnelles, quoique très importantes, ne m'arrêteront pas, car elles sont moins spéciales au phthisique que celles qui frappent le poumon ; tous les malades qui boivent les Eaux-Bonnes les présentent à un degré plus ou moins grand, et dans mon

mémoire sur les Bains des Eaux-Bonnes, je les ai passées
en revue et analysées. J'ai hâte d'arriver aux effets éloignés ou thérapeutiques de la médication puissante que
j'étudie.

Effets éloignés ou thérapeutiques.

« Pour se terminer, une maladie chronique doit deve-
nir aiguë, » dit Bordeu; et cette théorie, il en trouve la
confirmation dans les résultats cliniques et thérapeutiques que lui fournissent les Eaux minérales des Pyrénées
dans le traitement de la scrofule en général, de toutes les
affections strumeuses, externes et internes, du rhumatisme
et de la plupart des maladies constitutionnelles et diathésiques. L'idée de Bordeu, pour ce qui touche spécialement aux Eaux-Bonnes et à leur mode d'action, a été reprise et acceptée par Andrieu et Darralde. Ce dernier, en
voulant préciser davantage, a en quelque sorte subtilisé
la doctrine du grand vitaliste. Je lis en effet, dans ce
résumé de la vaste pratique de Darralde, dont j'ai déjà
parlé, que l'Eau-Bonnes aurait pour effet de reproduire
les types primitifs des maladies chroniques des voies
respiratoires, et de ramener momentanément l'inflammation légère ou intense qui aurait signalé le début de
l'affection. L'Eau-Bonnes n'apporterait des ré-ultats
favorables qu'autant qu'elle produirait des phénomènes
inflammatoires, semblables en acuité et en force à ceux
du début de la maladie. De là une méthode thérapeutique
simple et facile, et des règles de traitement claires, nettes
et précises.

Si la maladie pulmonaire ou bronchique a présenté,
dans ses symptômes de début, des phénomènes inflammatoires, l'Eau-Bonnes reproduira ces mêmes phénomènes,

et le traitement, ayant atteint son but, sera interrompu aussitôt; car si l'on veut pousser plus loin la médication sulfureuse, on pourrait compromettre la guérison.

Les choses se passent-elles réellement ainsi?

Le médecin trouve-t-il toujours, pour le guider, ce point de repère précieux d'une action pathogénique constante de l'Eau-Bonnes?

J'ai déjà dit que ces phénomènes d'excitation, causés par nos eaux, pouvaient manquer; ils ne se produisent pas toujours pendant la cure, et sont plus ou moins tardifs : comment alors pourraient-ils être un guide sûr dans l'administration du remède?

Enfin, je ne comprendrais pas l'amélioration ou la guérison qui pourraient résulter de la médication sulfureuse, si celle-ci ne faisait que reproduire les phénomènes initiaux de la maladie. Ce que l'Eau-Bonnes produit, c'est une irritation *autre*, une irritation médicamenteuse, qu'elle substitue à l'irritation morbide; mais elle ne restitue pas à la maladie ses symptômes de début plus ou moins aigus, plus ou moins inflammatoires; car, alors, elle agirait dans le sens de la maladie et, loin de l'enrayer, pourrait en précipiter la marche.

Quoi qu'il en soit, l'idée de Bordeu sur la nécessité d'une poussée, d'une crise pour la guérison de toute maladie chronique et constitutionnelle, cette idée est vraie et féconde. Elle est vraie pour ce qui a trait spécialement à la phthisie pulmonaire et à son traitement par les Eaux-Bonnes. Quant à l'époque d'apparition de cette poussée, de ces phénomènes pathogénétiques déterminés par l'Eau-Bonnes, elle est très variable. Nous avons vu quelques-uns de ces phénomènes se produire pendant la durée même du traitement thermal. Il en est d'autres qui n'apparaissent qu'un temps plus ou moins long après la fin de la cure. Ces phénomènes éloignés de la médication sulfureuse peuvent ne se manifester que deux ou trois mois après la cure, quelquefois plus tard.

Certaines poussées congestives vers le larynx ou le poumon, certaines broncho-pneumonies très aiguës, des éruptions vers la peau, des arthropathies spéciales, des névralgies diverses, éclatant brusquement six, huit, dix mois, un an après la cure, m'ont paru devoir encore être rattachées à la médication par les Eaux-Bonnes.

Incubation médicamenteuse. — Dans les maladies chroniques et constitutionnelles, on comprend très bien qu'un temps d'incubation plus ou moins long soit nécessaire pour que le médicament employé produise tous ses effets. Comme l'action de ce médicament doit être profonde et durable, il faut qu'il imprègne l'économie tout entière, et qu'il produise, dans la nutrition et l'innervation générales, dans la nutrition et l'innervation spéciales de l'organe plus particulièrement lésé, des modifications telles que la guérison puisse être obtenue. Tout médicament avant d'agir ne subit-il pas, au sein de l'organisme, cette incubation dont je parle ? D'après la nature du médicament lui-même et aussi d'après la nature de la maladie que l'on traite, la durée de l'incubation est variable sans doute ; mais pour tous les médicaments qui vont loin dans l'économie et s'adressent à une diathèse, cette incubation est la règle.

L'effet salutaire d'un antispasmodique ne se fait pas attendre, il est vrai ; mais si l'éther soulage ou guérit vite, c'est qu'il s'adresse à un symptôme éphémère, sans grandes racines dans l'organisme ; aussi, son action est-elle éphémère comme le mal lui-même, et ne prévient-elle pas le retour d'accidents semblables. Au contraire, les médicaments qui vont plus loin, qui s'adressent au fond

même de l'organisme vivant, qui vont toucher à la trame
même des différents organes, à ce tissu cellulo-vasculaire
qui, selon M. Andral empruntant une expression de
Bichat, « est le canevas commun où doivent venir égale-
« ment se déposer et les matériaux ordinaires des nutri-
« tions et des sécrétions normales, et les éléments mort
« bides des nutritions et des sécrétions anormales, » ces
médicaments ont besoin de séjourner quelque temps au
sein de l'organisme, d'y dormir en quelque sorte et d'y
attendre l'heure propice à laquelle l'économie, consentant
à se les approprier, réagit contre la maladie et fait taire
les manifestations morbides. N'est-ce pas là le mode d'action de l'arsenic, du mercure, de l'iodure de potassium,
ces grands modificateurs de la dartre et de la syphilis?
L'incubation de ces médicaments, au sein de l'organisme,
n'est-elle pas un fait avéré de tous? Tous les praticiens
ne savent-ils pas qu'un certain temps, temps variable
pour chacun d'eux, est nécessaire aux médicaments dits
altérants, pour que ceux-ci manifestent leur action? Il
en est de même pour la médication sulfureuse, et la médication par les Eaux-Bonnes en particulier.

*Double action de l'Eau-Bonnes. — Action générale
et action locale.* — L'Eau-Bonnes n'a pas seulement
des effets d'excitation, d'irritation, de substitution, qu'elle
exerce plus particulièrement sur le poumon, et qui peuvent la faire ranger parmi les médicaments excitants et
substituteurs : elle a aussi des effets *altérants*, qui s'a-
dressent à ce fonds commun de tous les appareils et de
tous les viscères, le tissu conjonctif; qui sont lents à se
manifester, et qui se traduisent par une reconstitution
générale de l'organisme et une force nouvelle de résis-
tance et d'antagonisme contre l'envahissement tuberculeux. C'est pour cela que l'Eau-Bonnes est si puissante

contre la phthisie pulmonaire, car elle s'adresse aux deux termes de la maladie : à la lésion, par son action excitante et substitutive, à l'élément constitutionnel et diathésique, par ses effets toniques, reconstituants, anti-tuberculeux.

Si la phthisie, dans sa manifestation pulmonaire, est une irritation nutritive d'un ordre funeste et malin, attaquant le tissu conjonctif et les vaisseaux nourriciers des poumons — les vaisseaux lymphatiques — qui circulent dans ce tissu ; si cette irritation est spéciale dans sa marche et dans son allure, si elle tend constamment à ronger et à détruire, au lieu de tendre à la résolution, comme une pneumonie ordinaire, à quoi doit-elle ces caractères funestes? Précisément à l'élément diathésique et constitutionnel de la maladie. Une médication qui s'adressera à cet élément constitutionnel et qui favorisera en même temps la résolution de la lésion locale sera donc une médication précieuse et utile. Les Eaux-Bonnes produisent ce double bénéfice. Elles ont en effet une double action sur le malade : action locale ou pulmonaire pour amener plus ou moins vite, plus ou moins complètement, la résolution de l'engorgement tuberculeux, de l'irritation phymique, et action générale ou constitutionnelle pour modifier plus ou moins profondément la nutrition de l'organisme entier, redresser cet organisme et l'empêcher de céder à l'entraînement tuberculeux. Cette seconde action, ou action reconstituante générale et anti-tuberculeuse, est de beaucoup la plus importante : car, sans elle, la première action, ou action pulmonaire, serait éphémère et peu durable. Sans elle, l'irritation vasculaire tuberculeuse du poumon pourrait être combattue et pourrait disparaître, mais reparaîtrait bientôt par le fait même de l'existence de ce travail plus profond, toujours actif, que le traitement n'aurait pas enrayé, travail d'irritation nutritive générale, qui provient de la diathèse, et qui reproduirait très vite l'irritation vasculaire locale. Il faut donc s'adresser à l'état du poumon et en même temps à l'état général ; c'est ce que fait l'Eau-Bonnes. Voilà pourquoi elle est si puissante dans le traitement de la phthisie pulmonaire.

Modifications définitives apportées à l'état local ou pulmonaire. — Parmi les effets éloignés ou thérapeutiques des Eaux-Bonnes, un des moins contestables est cette faculté que le phthisique acquiert *de ne plus s'enrhumer*, de pouvoir vivre hors de sa chambre, sans contracter ces bronchites si funestes qui hâtent trop souvent la marche de la tuberculose. Le plus ordinairement, une saison suffit pour donner au malade ce bienfait de l'immunité des rhumes. L'hiver qui suit cette saison est déjà meilleur, et quand le malade nous revient, l'été suivant, sa première parole est celle-ci : Je me suis moins enrhumé cet hiver. Il tousse toujours, il est encore faible, les mêmes signes stéthoscopiques existent ; mais il n'a pas eu de rhume et il a pu vivre au grand air. Cet immense bienfait qu'il doit à une première saison des Eaux-Bonnes lui est confirmé par les saisons suivantes. Non seulement il perd sa déplorable facilité à contracter des rhumes, mais il tousse de moins en moins, son expectoration diminue, et les signes physiques disparaissent peu à peu. Tous ces symptômes, fournis par le poumon malade, qui sont le plus souvent exagérés et excités pendant la cure elle-même, comme nous l'avons vu, s'apaisent dans l'intervalle des saisons thermales, et cet apaisement, passager et se prolongeant plus ou moins longtemps après une ou deux saisons, devient définitif après trois, quatre, cinq ou six étés passés aux Eaux. Car le retour à nos sources pendant un certain nombre d'années consécutives ou espacées, selon la gravité et l'allure de la maladie, est chose capitale et indispensable. Si le phthisique veut enrayer son mal, s'il veut guérir, il doit de toute nécessité revenir chaque année pour donner à son poumon ces excitations particlles et successives, si salutaires par leur répétition et leur intermittence mêmes. Une maladie chronique réclame une thérapeutique chronique. A la phthisie, dont la marche est intermittente et la lésion constante, il faut opposer une médication à longue portée, interrompue à propos, reprise avec persévérance.

Chaque année, la lésion pulmonaire est ainsi de plus en plus profondément atteinte par l'agent sulfureux, et les excitations salutaires de cet agent, attaquant d'abord le catarrhe tuberculeux, puis l'irritation plasmatique, l'irritation phymique elle-même, finissent par se substituer à la maladie et à en étouffer les manifestations.

A mesure qu'un plus grand nombre de saisons ont été faites par le malade, les symptômes pulmonaires diminuent donc et finissent même quelquefois par disparaître complètement. Les râles humides cèdent la place à des râles secs; le souffle *actif*, plus ou moins bullaire de la caverne, est remplacé par un souffle doux et *inerte*; les râles secs eux-mêmes prennent bientôt un caractère et un rhythme qui se rapprochent de plus en plus du caractère et du rhythme de la respiration normale.

Cet effacement et cette disparition des symptômes pulmonaires, et des signes fournis par l'auscultation, sont obtenus par les Eaux-Bonnes de trois façons différentes : ou le malade ressent pendant la cure des excitations thermales, sur lesquelles je me suis longuement étendu, et à la suite de ces excitations voit diminuer peu à peu la toux, l'expectoration, etc.; ou il ne ressent rien pendant ou après la cure, la reconstitution seule de l'organisme suffisant pour faire taire les phénomènes morbides du poumon et amener dans un silence complet la résolution graduelle de la lésion anatomique ; ou enfin il ressent plus ou moins longtemps, après la cure, ces phénomènes aigus du côté des voies respiratoires, que j'ai appelés des *crises par le poumon*.

Crises par le poumon. — J'ai déjà parlé de l'hémoptysie critique. J'ai pu en outre constater chez plusieurs malades des congestions pulmonaires, des pleuro, des broncho-pneumonies, survenant deux ou trois mois après le traitement thermal, et m'offrant également tous les caractères d'une crise favorable.

Un de mes clients, venu six années de suite aux Eaux-Bonnes, pour un engorgement phymique localisé au sommet du poumon droit, n'éprouva chaque fois les effets de la médication que sous cette forme de crise par le poumon et qu'après sa rentrée à Paris, vers le mois de novembre ou décembre. Chaque fois, il eut une poussée vive vers les organes pulmonaires, se traduisant d'ordinaire par une bronchite intense, généralisée, mais très vite apaisée et toujours suivie d'une amélioration réelle dans l'état local et l'état général, amélioration se maintenant pendant tout l'hiver. A la suite de la saison thermale de 1865, il eut une poussée plus vive encore. A cette époque, je constatai une oppression extrême, une barre douloureuse dans le côté droit de la poitrine, le côté malade, de la matité dans toute la hauteur du poumon droit, et dans cette même région, une respiration soufflante et superficielle, mêlée à des râles secs, comme crépitants ; de la toux, quelques crachats rosés et de la fièvre. Au bout de trois jours, l'orage était dissipé. Aucun signe fonctionnel, aucun signe physique n'était plus perçu ; le malade reprenait bientôt sa vie habituelle, sans accidents nouveaux, sans rechute pendant l'hiver.

Modifications définitives apportées à l'état général. — Mais ce n'est pas seulement sur la lésion anatomique et sur les symptômes produits par elle que portent les modifications heureuses de la médication sulfurée. Des effets non moins considérables sont déterminés par les Eaux-Bonnes sur l'économie tout entière, sur ce terrain si variable, qui donne naissance au tubercule.

On peut dire d'une façon générale que l'état constitutionnel le plus propre au développement de la phthisie, et le plus voisin de la diathèse tuberculeuse, est cet état que l'on décrit sous le nom de *tempérament lymphatique*. Si la scrofule n'est pas la tuberculose, si même dans sa période de puissance et d'état, dans la période écrouelleuse et ganglionnaire, elle exclut en quelque sorte le processus tuberculeux, il n'en est pas moins vrai que lorsqu'elle perd ses caractères les plus tranchés, lorsqu'elle vieillit, lorsqu'elle dégénère et donne naissance à ces tempéraments difficiles a classer, appelés tour à tour lymphatiques, faibles, mous, il est positif, dis-je, que cette diathèse scrofuleuse, ainsi modifiée, prépare excellemment l'organisme à se laisser envahir par la diathèse tuberculeuse.

Cet état lymphatique, ces tempéraments faibles e mous, ces constitutions prédestinées au tubercule, dont il est inutile de retracer ici les caractères, sont puissamment relevés, redressés, *changés* par la médication sulfureuse des Eaux-Bonnes. Car l'Eau-Bonnes ne relève pas seulement les forces déprimées de l'économie ; comme ces forces sont *altérées*, elle doit aussi les *changer*. C'est ce qu'elle fait, en entraînant dans un sens anti-tubercu-

leux l'économie qui n'a pas su résister à l'infection phymique.

Pour cela les Eaux-Bonnes s'adressent aux fonctions
nutritives et profondes de l'organisme. Elles excitent
l'appétit, donnent de l'embonpoint, activent la circulation générale et celle des capillaires sanguins. Les malades perdent leur pâleur, leur abattement, leur faiblesse.
Le système nerveux, mieux équilibré, résiste aux émo-
tions et aux fatigues. L'aspect général lymphatique et
mou disparaît pour faire place à un tempérament plus
vif, sorte de tempérament sanguin factice, qui opposera
une digue efficace, aux progrès de l'évolution tuberculeuse. Mais si ce tempérament physiologique nouveau,
créé par l'Eau-Bonnes, peut suffire quelquefois pour arrêter les débuts d'une affection tuberculeuse des poumons,
il faut souvent, quand la phthisie a fait de grands rava-
ges, chercher dans l'économie un autre contre-poids,
chercher par exemple à réveiller ce que le tubercule a
fait disparaître en faisant explosion dans l'organisme.
Ceci m'amène à la question des métamorphoses diathésiques et des antagonismes pathologiques, question que
je ne dois pas traiter, mais dont je dirai nécessairement
quelques mots à l'occasion des observations qui suivent.

Obs. II. — Une dame de 23 ans me fut adressée pour
la première fois, en 1860, par son médecin, mon excellent confrère et ami, le Dᵣ Costilhes. Elle était phthisique,
et M. Gendrin, consulté par elle, avait porté le pronostic
le plus fâcheux. Depuis deux ans, elle toussait, maigris-
sait et avait de la fièvre de temps en temps. Ce rhume si
persistant avait débuté à la suite de la disparition, spon-
tanée ou provoquée, d'un eczéma occupant le genou

droit, le côté droit du cou et l'oreille du même côté. Le fait m'était confirmé par le Dr Costilhes.

Les deux sommets étaient pris, le droit principalement. Il y avait de la matité, une respiration faible, inégale, une expiration rude et prolongée et des râles souscrépitants assez gros, plus nombreux à droite qu'à gauche. Aucun antécédent tuberculeux n'était noté dans la famille. Le père et la mère accompagnaient la malade. Le père s'enrouant facilement, sujet à des maux de gorge, atteint d'un coryza chronique avec écoulement mucoscpurulent, présentait les autres attributs ordinaires de la scrofule, gros os, lèvres épaisses, etc. La mère était lymphatique et légèrement rhumatisante; la malade était elle-même profondément lymphatique.

Cette dame fit quatre saisons aux Eaux-Bonnes pendant quatre ans consécutifs, et une cinquième saison en 1866. La toux, l'expectoration, les signes physiques se modifièrent considérablement ; l'embonpoint et les forces revinrent, la fièvre disparut. La malade, qui avait fait une fausse couche quelques mois avant sa première saison à Bonnes, a eu depuis plusieurs enfants ; et aujourd'hui, elle vit de la vie commune. L'auscultation la plus attentive ne découvre plus chez elle qu'un peu de faiblesse respiratoire au sommet droit, sans matité, sans râles d'aucune espèce.

Ce n'est pas sur ce résultat du traitement que j'appelle l'attention. Ce que je désire mettre en relief, c'est la route que l'Eau-Bonnes a suivie pour arriver à ce résultat.

A la suite de la seconde saison des Eaux-Bonnes, la malade fut prise d'un écoulement vaginal abondant, accompagné de démangeaisons très vives aux parties génitales externes. Cet écoulement et ces démangeaisons, combattus avec un demi-succès par le docteur Costilhes, disparaissaient pendant quelque temps pour reparaître encore. La persistance de ce mal était évidente ; la malade s'en plaignit à moi en 1862, en 1863, en 1866, quand elle revint à Bonnes pour la dernière fois. Le mode d'apparition, la marche, la persistance de ce mal dénotaient sa nature. Nous avions affaire à une *vaginite herpétique*, à une *dartre* de la vulve et de la membrane muqueuse du vagin. En 1866, enfin, je constatai moi-même chez la malade l'existence, sur la peau du mollet droit, d'un *eczéma sec*, dont l'apparition était très récente.

Ai-je besoin de dire, — car ma conclusion est déjà connue, — que le déclin des accidents thoraciques et la reconstitution de l'économie avaient coïncidé avec l'apparition ou la réapparition de ces *herpétides* muqueuses et cutanées ?

Que l'on explique ces faits comme on le voudra: que ce soit là l'effet d'une crise, d'une métastase, d'un antagonisme pathologique, d'une transformation diathésique, peu m'importe ! Le fait est là, fait clinique important et indiscutable.

Il m'est pourtant permis d'ajouter que, plus d'une fois, des résultats semblables m'ont été fournis par les Eaux-Bonnes, que j'ai dû naturellement chercher la relation de ces faits entre eux, et que, pour moi, un des grands bienfaits de l'Eau-Bonnes, dans le traitement de la phthisie, est la création ou le réveil de maladies constitutionnelles moins graves que la phthisie pulmonaire elle-même.

Les deux observations suivantes viendront encore à l'appui de la thèse que je soutiens.

Obs. III. — M. A..., 23 ans. Début de la maladie à 18 ans, par des hémoptysies répétées et abondantes; amaigrissement rapide, fièvre, etc. Première saison à Bonnes, en 1864 : matité dans le tiers supérieur du poumon droit en avant et en arrière, gros râles muqueux, gargouillements mêlés à une expiration soufflante et caverneuse dans la même étendue; dans les deux tiers inférieurs de ce même poumon droit, en arrière, râles muqueux plus fins, plus doux, plus muqueux. A gauche, rien à noter, respiration normale. Saisons nouvelles à Bonnes en 1865, 1866 et 1867. Les hivers qui suivirent ces cures thermales furent passés, les deux premiers à Cannes, les deux autres à Pau; loin de sa famille, entraîné par sa jeunesse, M. A... y viola toutes les lois de l'hygiène. En 1866 et 1867, je note les changements suivants survenus dans le poumon droit si gravement atteint : les bruits humides ont totalement disparu et sont remplacés par un souffle intense, sec, dépourvu de toutes bulles, *souffle inerte*, existant dans l'inspiration et l'expiration. Des râles fins, crépitants, mêlés à une respiration saccadée, bornent les limites de ce souffle inerte, entendu dans les deux premiers espaces intercostaux de la région sous-claviculaire droite, et en arrière, dans la fosse sous-épineuse. La toux a disparu, il n'y a plus de fièvre, les forces sont revenues; le malade a passé ce dernier hiver à Caen, près de sa famille, vivant de la vie commune, et ne se privant pas des plaisirs du monde. Il y a un mois, dans mon cabinet, il me disait qu'il ne savait plus ce que c'était que tousser.

L'heureuse et profonde modification de la lésion anatomique révélée par l'auscultation, la disparition de la toux et de la fièvre, la reconstitution des forces, ne font pas tout l'intérêt de cette observation. Je n'ai pas encore

Leudet.   3

dit que mon malade était issu d'une race manifestement
goutteuse. Sa mère est morte phthisique à 30 ans, il est
vrai, et son père a succombé jeune aux suites d'une chute
de cheval. Mais de ses grands parents paternels et mater-
nels, les uns sont morts à un âge très avancé, les autres
vivent encore, et tous ont été ou sont goutteux.

J'avoue que l'origine du phthisique, la race dont il est
issu, a pour moi une importance de premier ordre. Je
préfère une lésion tuberculeuse avancée chez un phthisique issu d'une famille arthritique, goutteuse ou rhumatisante, à cette même lésion peu grave et peu étendue
chez un malade dont les parents sont lymphatiques ou
scrofuleux. La constitution goutteuse est, en effet, plus
antipathique au tubercule que la constitution lymphatique. La goutte franche exclut même, en quelque sorte,
la diathèse tuberculeuse, et j'ai toujours vu la phthisie
marcher irrégulièrement et être plus facilement enrayée,
quand une manifestation arthritique, rhumatismale ou
goutteuse, pouvait naître sous l'excitation du traitement
thermal. Dans le cas actuel, l'Eau-Bonnes a manifestement provoqué ces phénomènes goutteux dont je parle.
Depuis deux ans, M. A... a des *hémorrhoïdes* qui fluent
abondamment; de plus il est tourmenté de temps en
temps par un *vertige stomacal*, cette affection singulière
si propre aux tempéraments arthritiques.

Je crois donc que, chez ce malade, les Eaux-Bonnes,
en réveillant ou créant de toutes pièces des affections,
dont la parenté avec la diathèse goutteuse n'est niée par
personne, ont servi puissamment à modifier la diathèse
tuberculeuse, qui déjà avait imprimé au poumon une
désorganisation si profonde. Ce n'est pas l'ordinaire en
effet de voir arrêtées dans leur marche ces phthisies qui
ont creusé dans les poumons une vaste caverne ; et ce

n'est pas trop chercher que de vouloir opposer à ces phthisies non seulement une médication profondément reconstituante et antituberculeuse, mais encore des états constitutionnels, physiologiques ou pathologiques, manifestement antagonistes du tubercule.

Cette association de plusieurs diathèses, neutralisant la diathèse tuberculeuse, se trouve également dans l'observation qui suit :

OBS. IV. — Mme B..., 36 ans. — Depuis dix ans vient chaque année faire une saison à Bonnes. Je la vis pour la première fois en 1860. Elle toussait depuis quatre ans et avait fréquemment des crachats hémoptoïques. De la diarrhée, des sueurs nocturnes abondantes, des règles irrégulières et très médiocres comme quantité et comme qualité, de la fièvre revenant tous les soirs avaient jeté la malade dans un état de marasme, qu'un amaigrissement profond et une décoloration générale des téguments dénotaient à première vue. Les signes fournis par l'auscultation étaient plus graves encore : les deux poumons étaient profondément atteints. A gauche et en arrière, dans la fosse sus-épineuse et une portion de la fosse sous-épineuse, souffle caverneux mêlé à de gros râles humides, voix et toux caverneuses ; en avant, sous la clavicule, respiration soufflante et bronchique ; dans le reste du poumon gauche, respiration rude. A droite et en arrière, râles sous-crépitants ; en avant, respiration faible et inégale. Matité aux deux sommets, prononcée surtout dans les deux fosses sus-épineuses.

Comme on le voit, les signes stéthoscopiques concordent ici avec les symptômes rationnels : c'est une phthisie arrivée au troisième degré de l'Ecole, et dans ses manifestations locales et dans son allure générale. Aujourd'hui pourtant la malade vit ; elle a très notablement engraissé, et tous les symptômes généraux ont disparu. Elle a passé tous ses hivers à Paris, les premiers d'une façon pénible, les derniers comme une personne absolument bien portante, allant au spectacle, au bal, et s'y décolletant, ce qu'elle n'aurait jamais pu faire il y a quatre ou cinq ans, à cause de sa maigreur extrême. Les signes fournis par le stéthoscope révèlent une amélioration au moins égale survenue dans la lésion pulmonaire. Il n'existe plus de bruits bullaires : aux deux sommets, et surtout en arrière, la respiration est soufflante, bronchique ; mais ce souffle est doux, inerte, sans bulles. La matité a disparu ; le son est encore un peu sourd en arrière, dans les deux fosses sus-épineuses. Les espaces sous-claviculaires, si profondément excavés il y a huit ans, sont bombés aujourd'hui et donnent à la percussion un son presque exagéré.

Pourquoi cette malade a-t-elle pu résister à la diathèse tuberculeuse qui s'était localisée d'une façon si grave sur les deux poumons et imprégnait si profondément toute l'économie ? Qu'a-t-elle trouvé en elle pour vaincre son mal ? Quelle aide lui a prêtée dans cette lutte la médication sulfureuse des Eaux-Bonnes ?

Mme B... a un frère très bien portant, qui n'a jamais été malade. Elle est fille d'un père très robuste, sanguin, fortement hémorrhoïdaire, atteint de coliques néphrétiques, et d'une mère nerveuse, dyspeptique, vomissant tous les matins un liquide glaireux et filant, et cela depuis un grand nombre d'années, et sans autre retentissement fâcheux sur la santé générale. J'ai vu et soigné plusieurs années de suite les parents de Mme B.... Ce n'est donc pas sur les *on dit* de la malade que je note ces renseignements. Mme B..., elle-même, a toujours eu des douleurs vagues, erratiques, aux poignets, aux coudes, aux genoux, etc.

Sous l'influence des saisons répétées aux Eaux-Bonnes elle est devenue sujette à des névralgies faciales, alternant avec des névralgies intercostales. Elle a, de temps en temps, de la gastralgie, se traduisant par des crampes et des vomituritions. Elle a de la dysmétrie au moment de ses époques menstruelles. Le cœur a des battements énergiques et son volume paraît augmenté, mais il n'existe aucun bruit de souffle : des palpitations purement nerveuses tourmentent plus ou moins la malade. Depuis deux ans l'arrière-gorge est douloureuse et offre tous les signes de l'angine glanduleuse chronique. En même temps un embonpoint remarquable, une circulation plus vive, un visage plus coloré, une activité nouvelle de toutes les fonctions ont remplacé cette maigreur extrême, cette pâleur tégumentaire, cette langueur générale et cet affaissement de l'organisme, notées dans les premières années de la cure.

Grâce à ce tempérament nouveau, à cette reconstitution de l'économie, grâce aussi à la création ou au réveil de ces névralgies diverses, les progrès de la diathèse tuberculeuse ont été arrêtés et la réparation graduelle des lésions anatomiques s'est accomplie.

Quoique en apparence assez éloignées des grandes maladies constitutionnelles, que je regarde avec mon maître M. Pidoux comme antagonistes du tubercule, les névralgies n'en rentrent pas moins dans le cadre de l'herpétisme.

Mme B... avait hérité de ses parents d'une double diathèse, la diathèse goutteuse du côté paternel, et la diathèse herpétique du côté maternel. Ces deux diathèses, déjà peu tranchées et incomplètes dans leur phase symptomatique, affaiblies et dégénérées chez le père et la mère, ont été réveillées chez la fille par les Eaux-

Bonnes. Sous l'influence de l'excitation thermale, elles se sont traduites chez la malade sous la forme d'affections moins tranchées encore, bâtardes, superficielles et vagues, mais qui n'en portent pas moins le cachet de leur origine, et servent pour leur part à redresser l'organisme et à l'empêcher de céder à l'entraînement tuberculeux.

Plusieurs observations de phthisie enrayée et guérie par l'apparition ou le réveil d'un asthme donneraient à l'opinion que je défends une force nouvelle. Mais cet antagonisme de l'asthme et de la phthisie est admis par un assez grand nombre de médecins, depuis qu'un maître éminent, M. Guéneau de Mussy, en a fait le sujet d'un intéressant mémoire dans les Archives de médecine. Je dois d'ailleurs me restreindre, et ne pas oublier que mon travail a surtout pour but de faire connaître les effets thérapeutiques des Eaux-Bonnes dans le traitement de la phthisie pulmonaire. — En donnant les observations que j'ai citées, je n'ai point voulu aborder la question des antagonismes pathologiques et des métamorphoses diathésiques, et de leur influence sur la marche et les terminaisons de la phthisie ; c'est une question que je réserve et que j'espère pouvoir traiter un jour. J'ai voulu simplement, sans entrer dans aucune discussion de doctrine, et en m'appuyant sur les effets les moins contestables de la médication sulfureuse, montrer le rôle prépondérant que joue l'état général dans la tuberculose pulmonaire, et combien les qualités du terrain, dans lequel germe le néoplasme, influent sur le pronostic de la maladie. Tout le problème de la curabilité de la phthisie réside dans la considération attentive de cet état général ; l'histoire de la phthisie en fait foi. La lésion anatomique est-elle seule en honneur, prime-t-elle toute autre étude, le tubercule sera fatal dans sa marche, et pour l'enrayer et le guérir on devra attendre que l'on ait trouvé son spécifique. Au contraire, l'attention est-elle ramenée sur les conditions multiples qui régissent le terrain envahi par le tubercule, la maladie n'est plus *une* ; ses variétés sont aussi multiples que ses origines ; elle devient l'aboutissant et la terminaison d'états constitutionnels variés; elle n'est plus nécessairement funeste, et des médications diverses et salutaires peuvent lui être opposées. Je comprends que du temps de Morton on se soit égaré en scrutant l'état général du malade pour en faire sortir les variétés de la phthisie, et partant les indications thérapeutiques. Mais aujourd'hui, grâce au génie de Laënnec, la crainte de s'égarer est vaine, car la lésion pulmonaire est toujours reconnue et le diagnostic toujours établi avec certitude. Il faut donc aller plus loin : il faut chercher et dire les raisons pour lesquelles tel phthisique vit avec des cavernes, et tel autre meurt avec une lésion commençante. La réponse à ces questions est tout entière dans l'étude attentive de l'état général et de toutes les conditions internes et externes qui influent sur cet état général, conditions d'origine, de tempérament, de constitution, de maladies héréditaires ou acquises, etc., etc. C'est, en un mot, la grande étude de l'étiologie de la diathèse tuberculeuse qui fournira la connaissance des variétés de la phthisie, connaissance qui est, je le répète, la source des indications thérapeutiques.

Résumé.

Je résume mon mémoire par les propositions suivantes :

Les Eaux-Bonnes, employées à leur source dans le

traitement de la phthisie pulmonaire, constituent une médication active et puissante.

Cette médication est excitante et substitutive dans ses effets immédiats, reconstituante et antituberculeuse dans ses effets éloignés ou définitifs.

Les Eaux-Bonnes agissent sur le poumon du phthisique en détruisant le catarrhe tuberculeux, en substituant à une irritation morbide une irritation médicamenteuse, en amenant des modifications salutaires dans ces fonctions nutritives altérées, qui font la tuberculose, et en ramenant ces fonctions déviées dans la voie physiologique.

Elles agissent sur l'organisme entier en le reconstituant, en faisant prédominer l'appareil sanguin sur l'appareil lymphatique, en créant des états physiologiques ou pathologiques réfractaires au tubercule.

Trois grands résultats, trois grands modes de guérison peuvent être ainsi obtenus par les Eaux-Bonnes, dans le traitement de la phthisie pulmonaire. Ce sont :

1° La création d'un tempérament nouveau physiologique, sorte de tempérament sanguin, qui combat la diathèse et fait taire la maladie du poumon ;

2° La formation ou le réveil de maladies constitutionnelles moins graves, antagonistes d'une maladie plus grave ;

3° Des crises par le poumon, des hémoptysies, des broncho-pneumonies ; des crises par la peau, une éruption furonculeuse, le réveil d'un eczéma, etc., etc.

Ces trois modes de guérison, plus ou moins associés chez le malade, ne sont en définitive que la reproduction de la belle et grande doctrine de Bordeu sur la nécessité d'un état aigu pour pouvoir guérir une maladie chronique.

Paris. — Typ. de A. PARENT, DAVY succr, rue M. le Prince, 31.

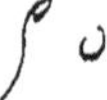